AF581438

TRAITÉ

DES BANDAGES.

Imprimerie de Cosson, rue Saint-Germain-des-Prés, n° 9.

TRAITÉ

DES BANDAGES,

DES PANSEMENS,

ET DE LEURS APPAREILS,

PAR P.-N. GERDY,

Professeur de Chirurgie à la Faculté de Médecine de Paris, Chirurgien et professeur de Clinique à l'hôpital Saint-Louis, ancien professeur particulier d'Anatomie, de Physiologie, de Médecine opératoire et d'Hygiène, Membre de l'Académie royale de Médecine, etc.

On ne s'instruit jamais bien dans les ouvrages superficiels et dépourvus de ces détails qu'on peut dire profonds, parce qu'ils mènent jusqu'aux fondemens des choses.
PRÉFACE, p. XXV.

Deuxième édition,

REVUE, CORRIGÉE ET CONSIDÉRABLEMENT AUGMENTÉE,

Atlas.

PARIS,

MÉQUIGNON-MARVIS PÈRE ET FILS,

LIBRAIRES-ÉDITEURS,

RUE DU JARDINET, N° 13, PRÈS L'ÉCOLE DE MÉDECINE

1837.

Pl. 1.

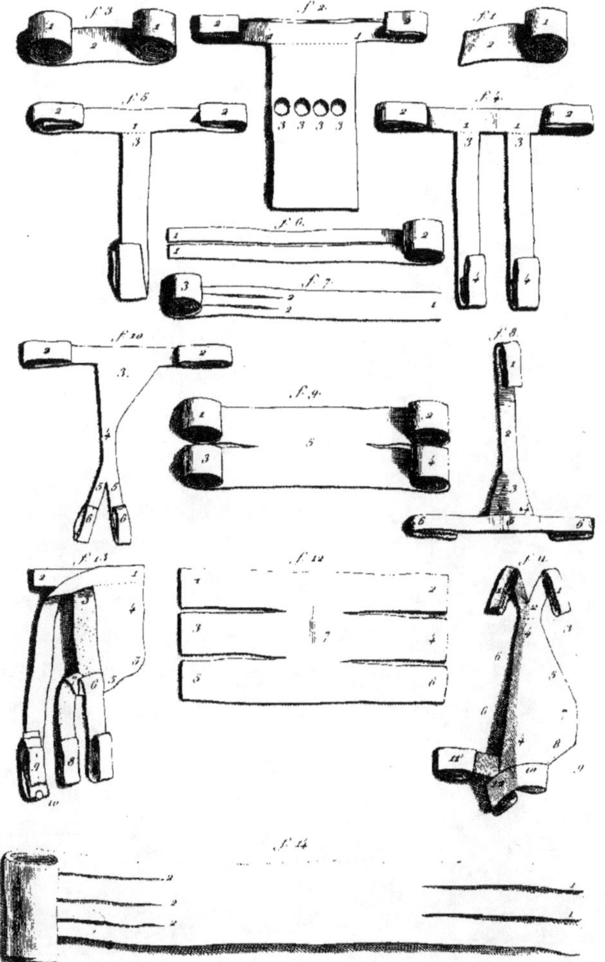

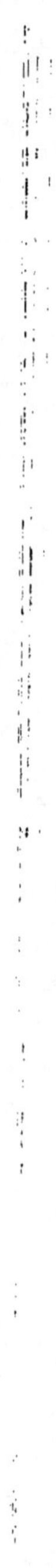

Pl. 2.

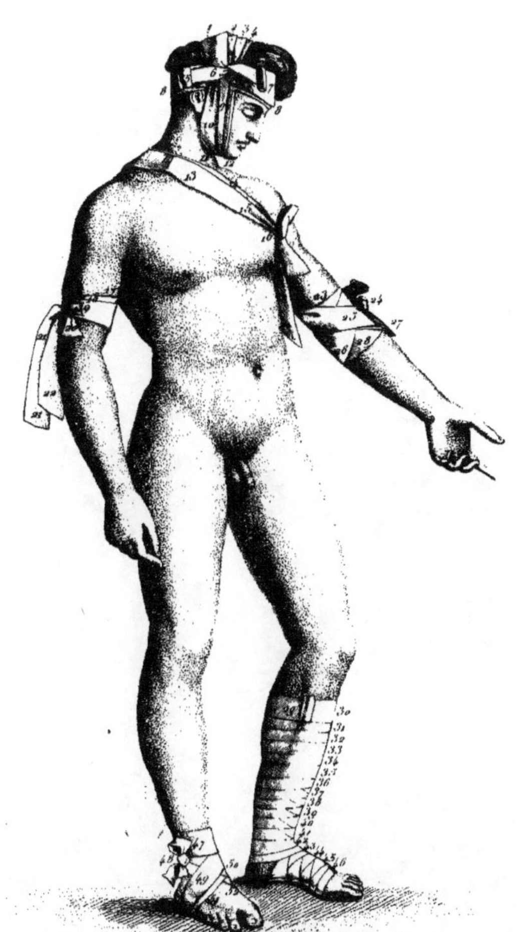

Pl. 3.

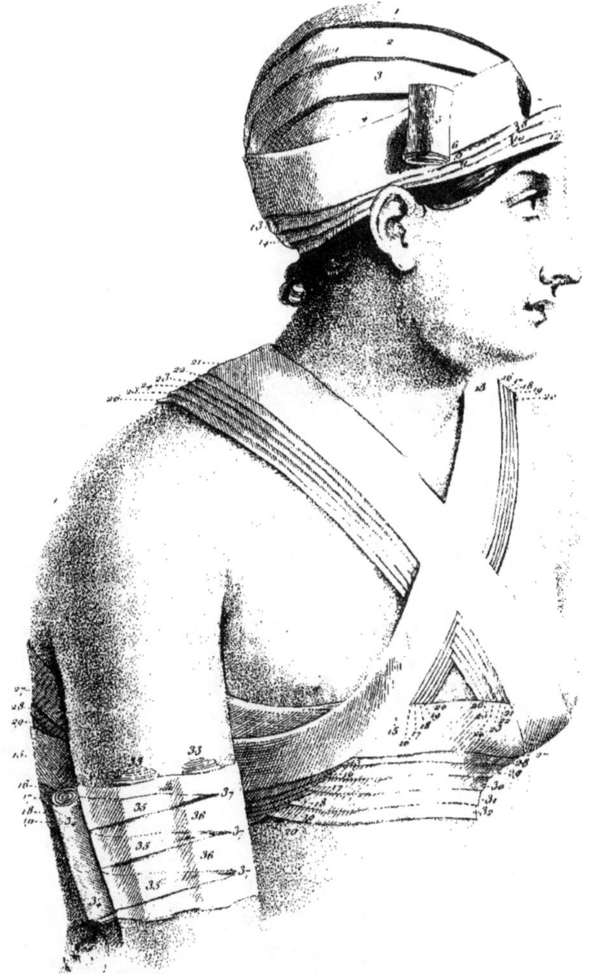

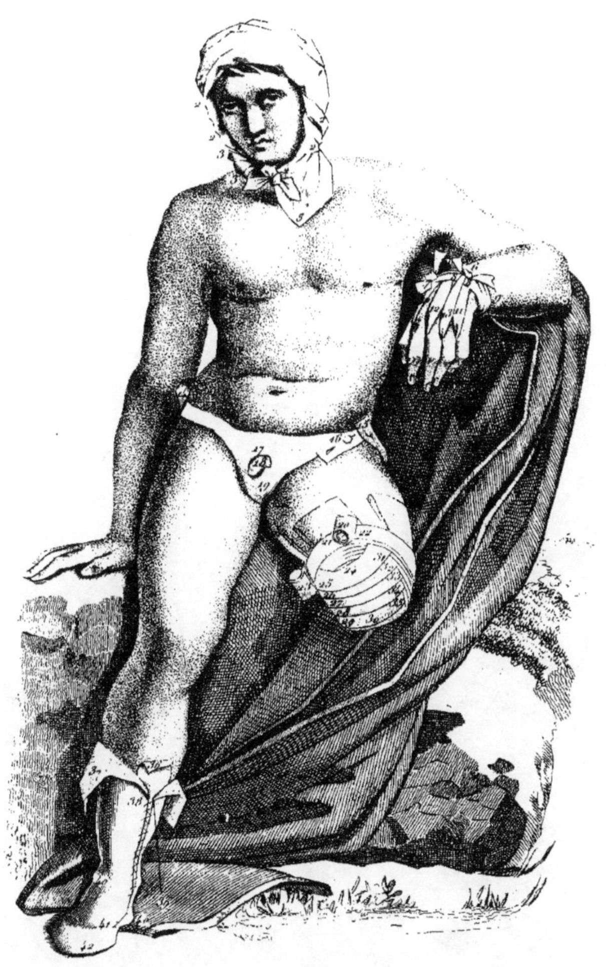

Pl 5

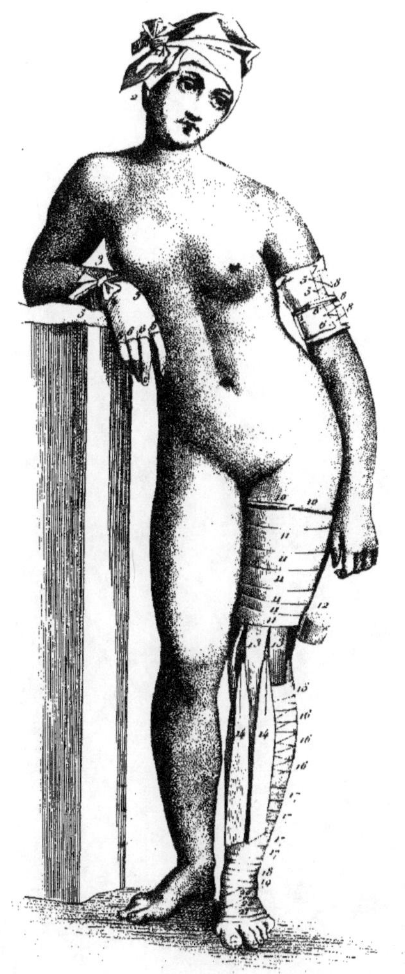

Pl. 7.

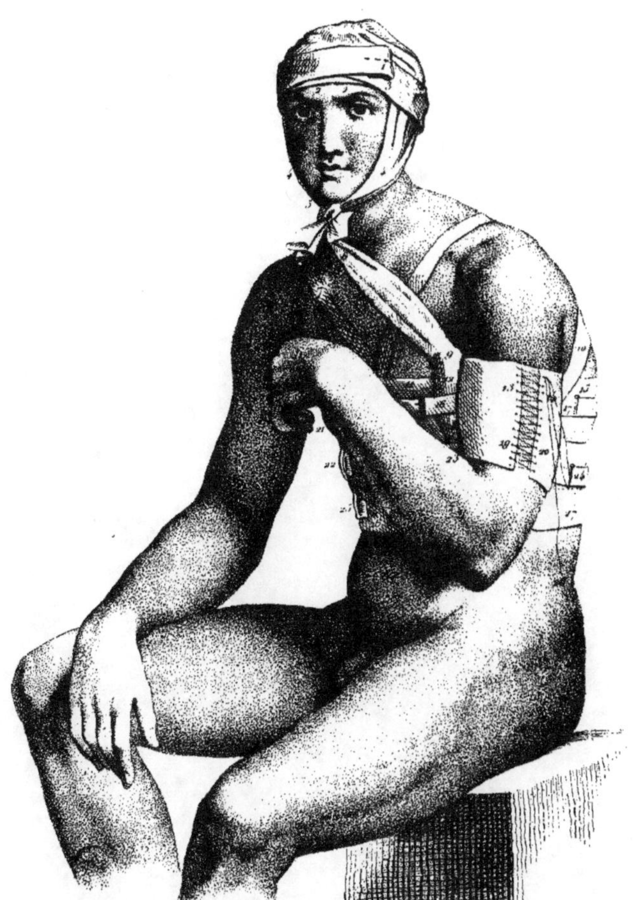

Pl. 8.

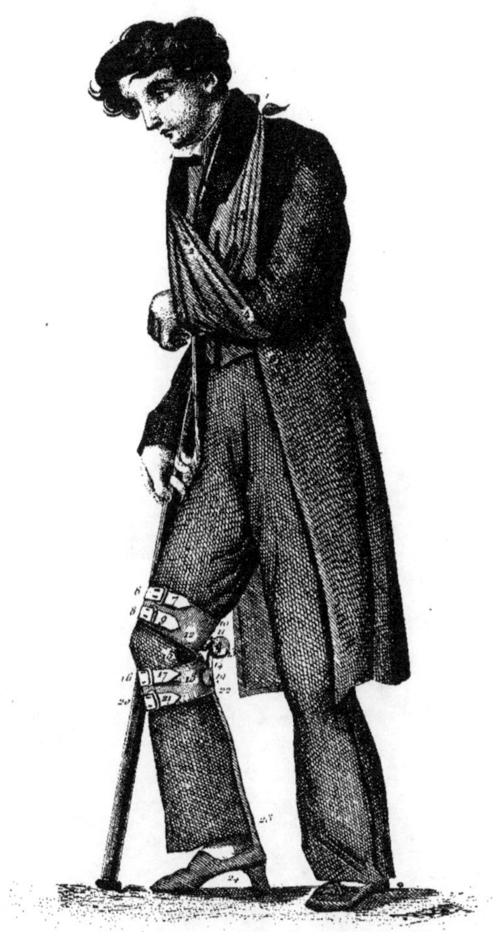

Pl. 9.

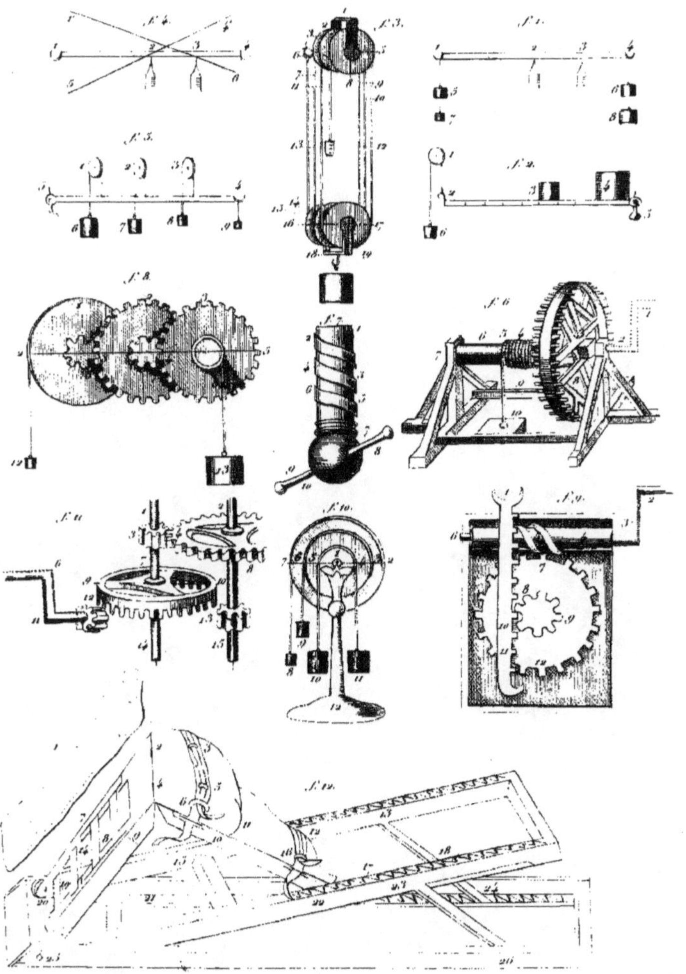

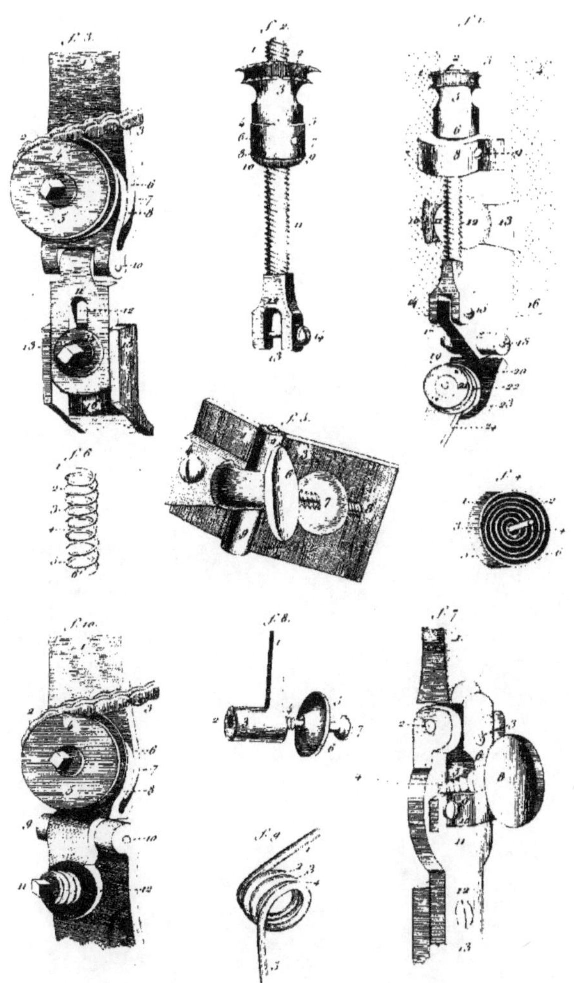

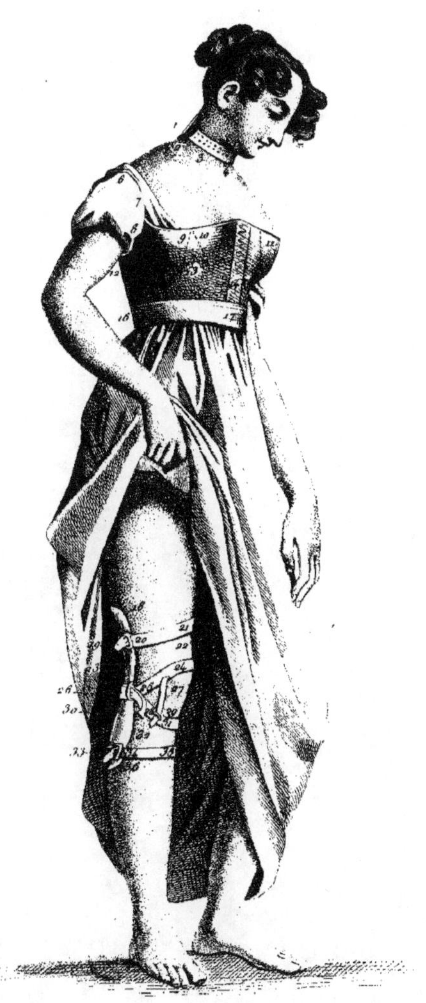

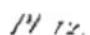

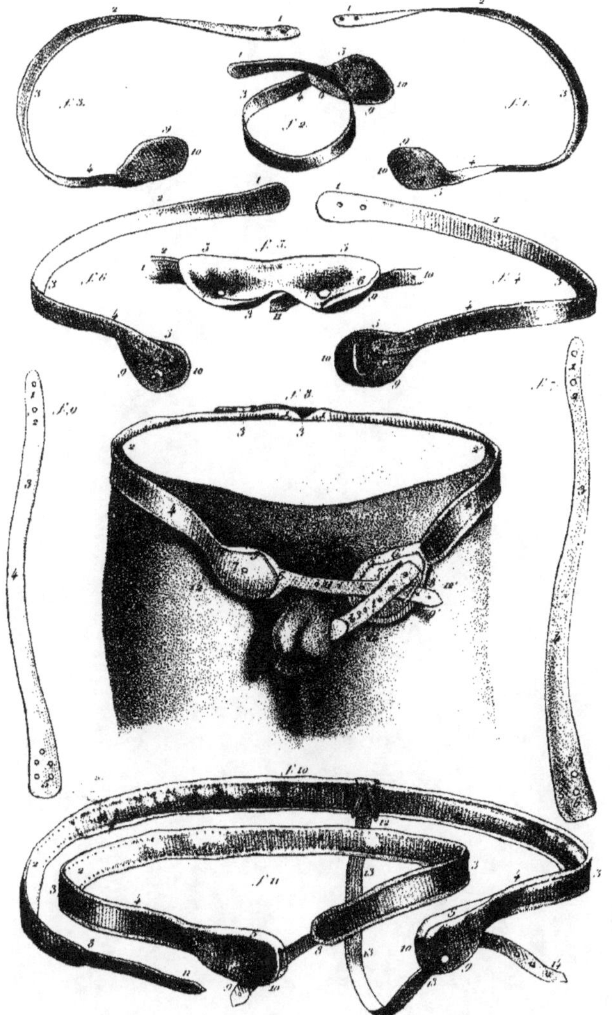

Pl. 13.

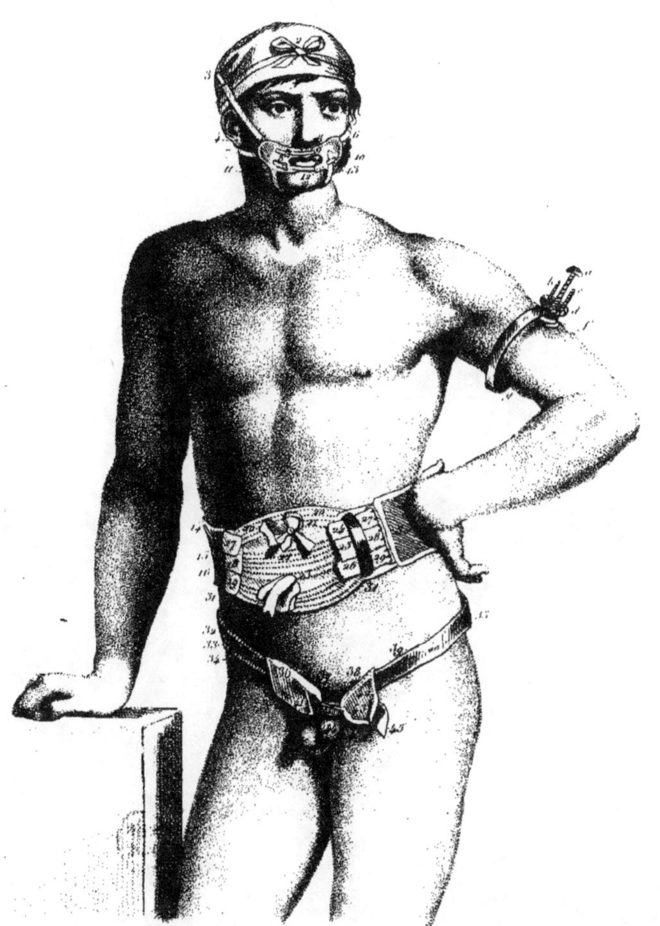

Pl. 14.

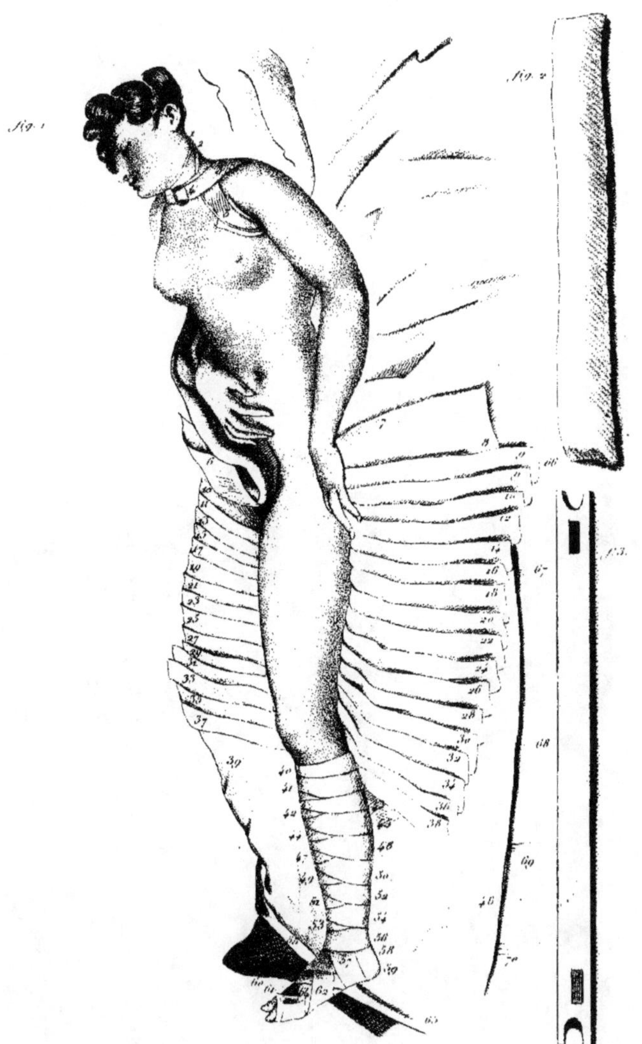

Pl. 15.

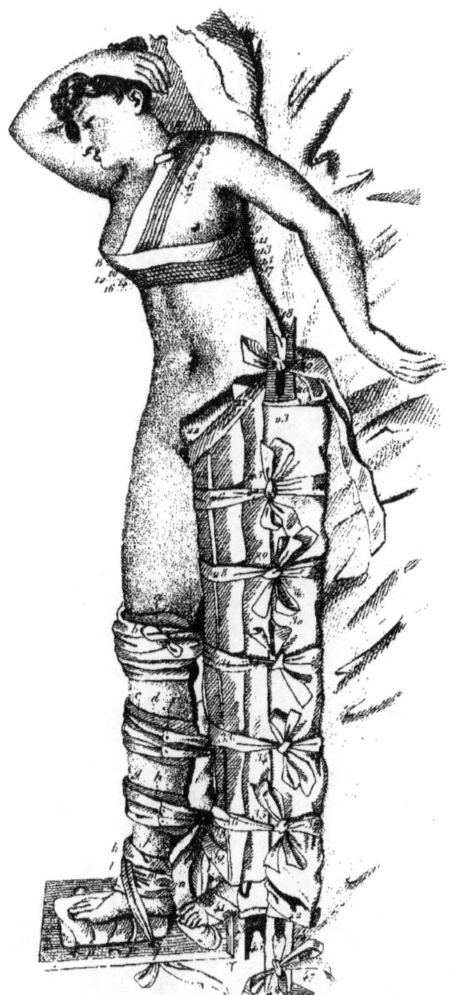

Pl. 16.

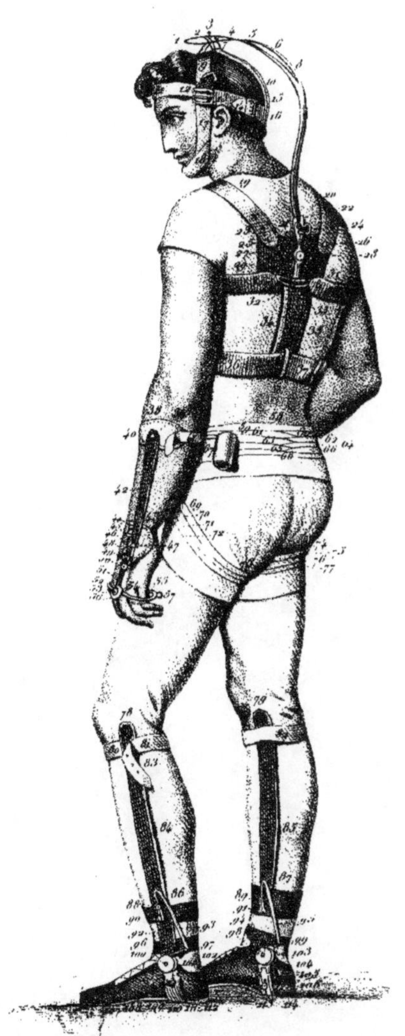

Pl. 17

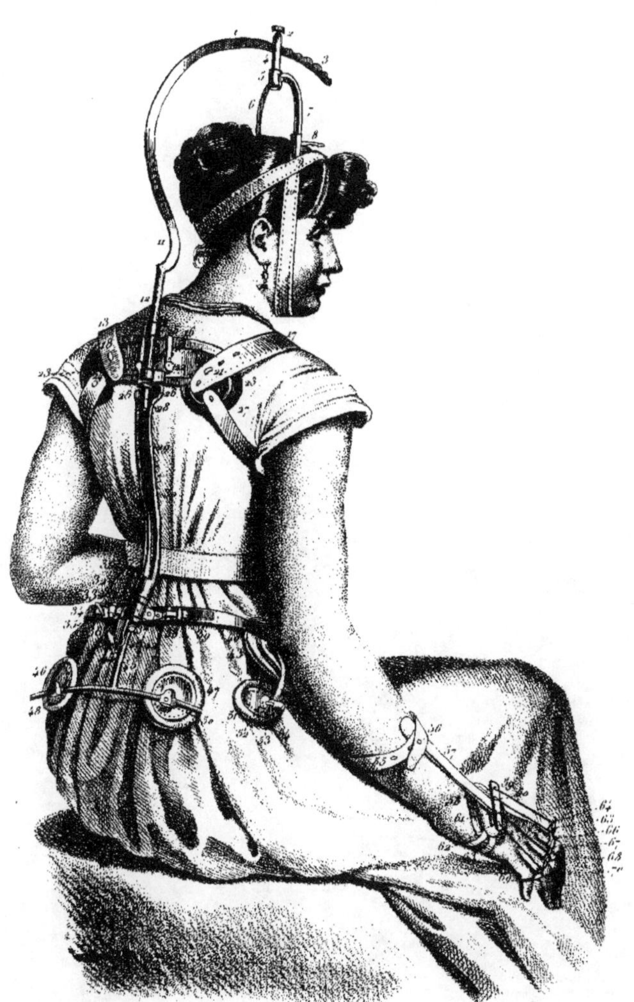

Pl. XVIII

fig. 4.
fig. 3.
fig. 2.
fig. 1.
fig. 7.
fig. 6.
fig. 5.
fig. 10.
fig. 9.
fig. 8.
fig. 14.
fig. 12.
fig. 11.
fig. 13.
fig. 15.
fig. 16.
fig. 17.

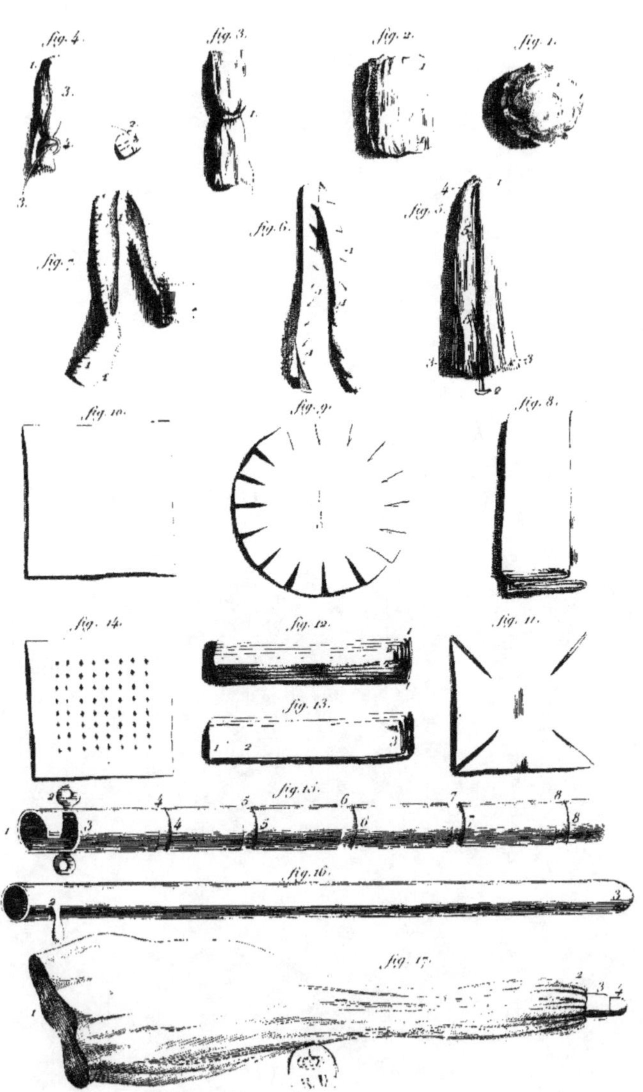

Pl. XIX

fig. 12.
fig. 3.
fig. 2.
fig. 1.
fig. 11.
fig. 6.
fig. 5.
fig. 4.
fig. 7.
fig. 9.
fig. 8.
fig. 10.

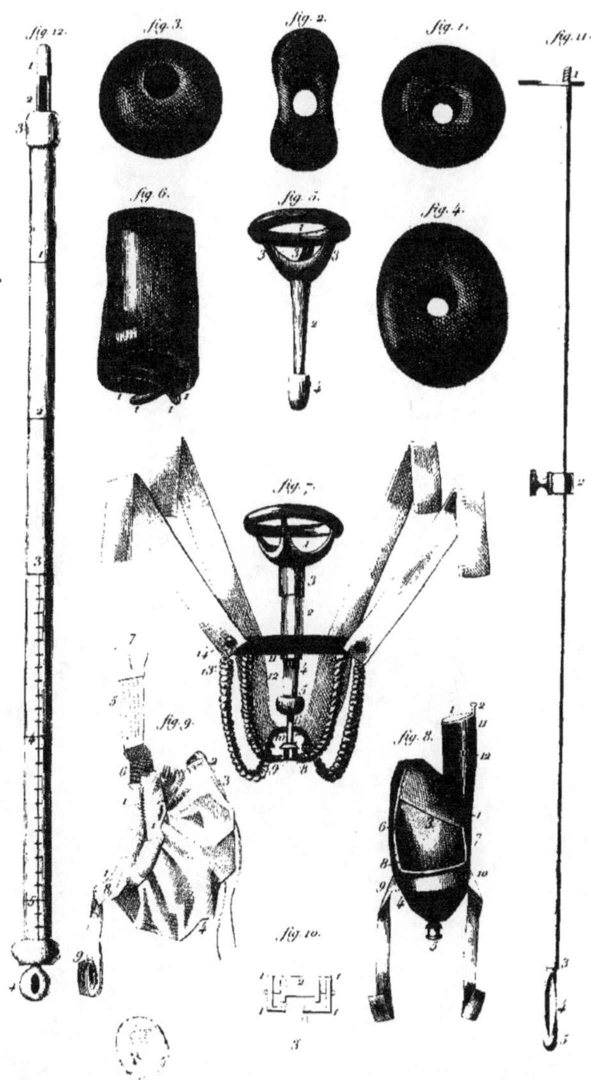

www.ingramcontent.com/pod-product-compliance
Lightning Source LLC
LaVergne TN
LVHW050502160826
845677LV00003B/891